QUELQUES FAITS

DE

TUBERCULOSE PULMONAIRE

CONSÉCUTIVE A LA

FIÈVRE TYPHOIDE

PAR

Le Docteur Henri BOBINET

Ancien externe des Hôpitaux de Paris

———————

PARIS

G. STEINHEIL, ÉDITEUR

2, RUE CASIMIR-DELAVIGNE, 2

1888

QUELQUES FAITS

DE

TUBERCULOSE PULMONAIRE

CONSÉCUTIVE A LA

FIÈVRE TYPHOIDE

IMPRIMERIE LEMALE ET Cie, HAVRE

QUELQUES FAITS

DE

TUBERCULOSE PULMONAIRE

CONSÉCUTIVE A LA

FIÈVRE TYPHOÏDE

PAR

Le Docteur Henri BOBINET

Ancien externe des Hôpitaux de Paris

———

PARIS

G. STEINHEIL, ÉDITEUR

2, RUE CASIMIR-DELAVIGNE, 2

—

1888

QUELQUES FAITS

DE

TUBERCULOSE PULMONAIRE

CONSÉCUTIVE A LA

FIÈVRE TYPHOIDE

INTRODUCTION

En abordant un champ d'étude aussi vaste que celui des rapports de la fièvre typhoïde et de la tuberculose, nous craignons d'entreprendre un travail trop au-dessus de nos forces. Cependant, guidé dans cette importante étude par les nombreux travaux parus sur ce sujet, nous essaierons de contribuer à établir cette vérité clinique que l'antagonisme est loin d'exister entre la fièvre typhoïde et la tuberculose, mais, qu'au contraire, la fièvre typhoïde prépare merveilleusement le terrain à l'infection tuberculeuse.

Laënnec, dont le génie observateur ne laissait rien échapper, avait déjà noté cette coïncidence. Plus tard

quand les célèbres expériences de Villemin vinrent jeter
un jour tout nouveau sur l'étiologie de la tuberculose,
la question revint à l'ordre du jour. Depuis, les progrès
de l'anatomie pathologique, et surtout de la microbiologie sont venus donner leur appui à cette idée. Ce qui,
avant la découverte de Koch, pouvait encore être sus-
pecté, ne peut plus l'être aujourd'hui, puisque le corps
même du délit, le bacille tuberculeux est mis sous les
yeux de l'observateur.

Le sujet que nous avons choisi pour notre thèse a déjà
été traité par différents auteurs. Nous ne l'aurions pas
choisi de nouveau, s'il ne nous avait pas semblé que les
travaux en microbiologie parus depuis ces dernières
années nous permettaient d'affirmer, preuves en mains,
là où il y a dix ans on ne pouvait donner qu'une adhé-
sion peu assurée.

De plus, aux observations sur ce sujet classées et con-
nues, il nous a semblé qu'il serait bon d'ajouter quelques
faits inédits que nous avons recueillis dans le cours de
nos études médicales, et quelques observations nouvelles
qui nous ont été communiquées. Ce n'est en effet qu'en
accumulant les faits cliniques, qu'en entassant matériaux
sur matériaux, qu'on acquiert en médecine une conviction
légitime. Et, sur ce sujet, à savoir si la tuberculose peut
survenir chez les convalescents de fièvre typhoïde,
comme le font si justement remarquer MM. les professeurs Grancher et Hutinel dans leur article *Phtisie*, du
dictionnaire Dechambre, « la théorie est-elle donc ici en
défaut? — c'est bien plus tôt la clinique ».

Ce sont justement des faits cliniques, des observations,

quelques-unes inédites, que nous venons apporter à l'appui de la théorie, qui, là encore, a raison.

Nous croirons avoir rempli une tâche utile, si, par les documents nouveaux consignés dans cette thèse, nous avons contribué à démontrer que, dans des cas trop fréquents, la tuberculose survient chez les convalescents de fièvre typhoïde.

Avant de terminer cette longue introduction je tiens à remercier MM. Barth, Aviragnet, Morla d'avoir bien voulu me communiquer leurs observations.

Que M. le professeur Proust reçoive le témoignage public de notre reconnaissance pour l'honneur qu'il nous a fait en acceptant la présidence de cette thèse.

CHAPITRE PREMIER

Les rapports de la fièvre typhoïde et de la tuberculose ne semblent point avoir été remarqués avant Laënnec.

Il y avait du reste à cela une raison majeure, c'est que la tuberculose en tant qu'unité pathologique n'était point encore connue, et que c'est Laënnec, le premier, qui sût grouper sous un même chef des lésions en apparence disparates. C'est avec cette lucidité puissante qu'il apportait dans toutes les choses qu'il étudiait, qu'il sût distinguer les manifestations diverses de la tuberculose. Parmi les causes nombreuses susceptibles de la provoquer, il reconnut l'action incontestable de la fièvre typhoïde. Il est juste de dire que Bayle, en étudiant, en 1810, l'anatomie pathologique de certaines productions tuberculeuses, avait signalé le premier ce type morbide particulier; mais cela intéresse l'historique de la tuberculose en général, et non celui de notre thèse.

LAENNEC, en 1823, dans son *Traité de l'auscultation médiate,* écrivait les lignes suivantes, page 424 : « Les « fièvres continues et intermittentes graves paraissent « être assez souvent des occasions favorables au déve- « loppement des tubercules; car il *n'est pas rare* de

— 9 —

« trouver à l'ouverture des corps des sujets qui ont suc-
« combé à ces maladies, quelques tubercules, quelque-
« fois assez volumineux dans le poumon et surtout dans
« les glandes bronchiques » (1).

En 1830, Louis, dans son *Traité de la fièvre typhoïde*,
avait, lui aussi, remarqué ce fait, et sur quarante-six
autopsies de malades ayant succombé à la fièvre typhoïde, et n'ayant jamais présenté de manifestations
tuberculeuses antérieures, il a noté quatre fois la présence de productions tuberculeuses récentes dans le
poumon.

ANDRAL, en 1840, était aussi partisan de cette doctrine, car il disait dans ses *Cliniques médicales* (t. IV,
p. 45) que la tuberculose survenait pendant la convalescence de la fièvre typhoïde dans quelques cas, rares
il est vrai.

Plus tard, après 1850, lorsque Virchow et Reinhard
eurent jeté le trouble dans les esprits en établissant la
dualité de la tuberculose, les médecins français se scin-
dèrent en deux groupes au point de vue du sujet qui nous
occupe; les uns admettant que la fièvre typhoïde aidait
au développement de la tuberculose ou lui préparait le
terrain, tandis que les autres établissaient la doctrine
de l'antagonisme entre ces deux maladies.

Parmi ceux qui partageaient l'idée de Laënnec, citons
LEUDET, qui, dans sa *Thèse de 1851*, apportait une observation personnelle; citons TAUPIN dont les faits rapportés
furent vers 1853 l'objet des critiques de Rilliet et Barthez.

(1) LAENNEC. *Traité de l'auscultation médiate et des maladies des
poumons et du cœur.* Paris 1879, édition de la Faculté. Asselin et Cie.

MERCIER dans sa *Thèse de* 1855 dit avoir vu des cas dans lesquels « la phtisie était subintrante ».

MONNERET (*Pathologie interne.*, t, II, p, 343) n'écrivait-il pas, en 1865 : « Combien ne voit-on pas de malades devenir tuberculeux après cette fièvre ». VALLEIX dans sa *Pathologie interne*, parue de 1862 à 1866, incline également dans le même sens. PETER, dans sa *Thèse d'agrégation* de 1866, nous disait « que la tuberculose « succède assez souvent à la fièvre typhoïde ».

Parmi ceux qui défendaient la doctrine de l'antagonisme signalons au premier rang THIRIAL qui, dans l'*Union médicale* (1851-1852) et dans les *Bulletins de la Société médicale des hôpitaux* (1855) se montre antagoniste convaincu.

RILLIET et BARTHEZ en 1853 dans leur traité *Des maladies des enfants* (t. II, p. 108) prétendaient que la fièvre typhoïde « fait passer les tubercules à l'état crétacé, et « que ce que l'on a cru être une fièvre typhoïde était une « tuberculisation à début simulant la fièvre typhoïde ».

GUENEAU DE MUSSY dans ses *Leçons sur les causes et le traitement de la phtisie pulmonaire* (Paris, 1860, p. 423), reste dans le doute.

Bien qu'il cite deux cas de tuberculose survenant chez des convalescents de fièvre typhoïde, il incline néanmoins pour l'antagonisme, et craint d'avoir pris pour une fièvre typhoïde une phtisie à marche aiguë.

PERROUD, de Lyon, dans un ouvrage sur *la tuberculose* (1861), couronné pas la Société médicale de Bordeaux, va jusqu'à proposer d'inoculer la fièvre typhoïde ou la variole pour empêcher l'éclosion de la tuberculose.

Révillion écrivait dans sa *Thèse de Paris* (1865) : « la
« fièvre typhoïde ne se déclare que chez un sujet en
« bonne santé ou au moins qui n'est pas sous le coup
« d'une tuberculisation inactive. Que, réciproquement
« la fièvre typhoïde ne sera jamais une cause détermi-
« nante de tubercules ».

En 1866, Constantin Paul, se déclare nettement pour
l'antagonisme en se fondant sur le mémoire de Thirial,
et, dans sa *Thèse d'agrégation* : « il ne faudrait pas
« croire, dit-il, qu'un fait bien avéré de cette coïncidence
« (tuberculose post dothiénenterie), ferait s'écrouler le
« principe ».

Villemin, qui venait de prouver, un an avant, en 1865,
la contagiosité de la tuberculose, n'est pas convaincu de
l'antagonisme et attend de nouvelles preuves.

Grisolle reste dans l'indécision dans sa *Pathologie
interne* (p. 40), et croit tout au plus que cela est excessi-
vement rare.

Nous arrivons ainsi jusqu'en 1872 à la *Thèse d'agrégation* de M. le professeur Damaschino (Etiologie de la
tuberculose) dont nous ne pouvons mieux faire que de
citer les lignes suivantes :

« L'antagonisme de la fièvre typhoïde et de la tuber-
« culose a ses défenseurs mais aussi ses opposants »,
puis, passant en revue l'opinion des différents auteurs, il
terminait ce chapitre en disant : « En résumé, nous
« voyons que l'accord n'est pas encore fait sur ce point ;
« nous pensons donc que de nouvelles observations sont
« nécessaires, et nous terminons en rappelant ce que
« nous avons déjà dit, c'est-à-dire que la fièvre typhoïde

« paraît antagoniste de la tuberculose dans ce sens
« qu'elle semble choisir son terrain et n'attaque guère
« que des individus moins exposés aux manifestations
« générales ou diathésiques ».

Quelques pages plus loin il ajoutait que l'antagonisme
n'avait aucune preuve incontestable.

Au mois de novembre 1872, FLEUROT présentait à cette
Faculté une thèse intitulée : *De l'influence de la fièvre
typhoïde sur la phtisie pulmonaire*. Il se rangeait parmi
ceux croyant que la fièvre typhoïde pouvait occasionner
la tuberculose et, citant les observations de Louis, il apportait quatre observations nouvelles, dont trois recueil-
lies dans le service de Gallard à la Pitié, et une venant du
service de M. le professeur Peter également alors à la
Pitié.

La même année, M. le professeur CORNIL dans une
communication à la Société médicale des hôpitaux (1872)
disait : « Notre observation est une preuve de la succes-
« sion des tubercules pulmonaires à la fièvre typhoïde et
« de leur coïncidence ».

Dans ses *Études générales et pratiques sur la phtisie*,
parues en 1873, PIDOUX semble croire que la fièvre typhoïde et la tuberculose s'excluent l'une l'autre, sans
cependant indiquer nettement ses vues sur ce sujet.

LIEBERMEISTER dans sa monographie de la fièvre typhoïde s'exprimait ainsi, en 1876 (*Handbuch der speciel-
len Pathologie und Therapie*, t. II, p. 182) : « la phtisie
« pulmonaire est une suite assez fréquente du typhus
« abdominal.

« Je ne puis donner de chiffre précis, parce que la plu-

« part des typhiques sont renvoyés de l'hôpital dès que
« la maladie est terminée et que les forces sont à peu
« près revenues, et échappent ainsi à l'observation ulté-
« rieure ; cependant j'ai pu suivre certains cas dans les-
« quels les malades, atteints par la tuberculose pendant
« la convalescence de leur fièvre typhoïde, sont restés
« sous mes yeux jusqu'à leur mort ; j'en ai vu d'autres
« sortir de l'hôpital à peu près guéris, conservant seule-
« ment quelques reliquats d'engouement pulmonaire, et
« se présenter de nouveau quelque temps après avec une
« phtisie déjà caractérisée. » Liebermeister cite un travail de METTENHEIMER, lequel, parmi des prisonniers
français internés à Schwérin en 1870, a vu sur trente-
huit décès consécutifs à la fièvre typhoïde, treize cas de
tuberculisation pulmonaire. Un peu plus loin, le savant
médecin de Bâle ajoute les lignes suivantes bien remar-
quables pour l'époque où il écrivait : « Dans des cas
« rares c'est la tuberculose miliaire qui se développe,
« sans caséification ni ulcération préalable, à la suite de
« la fièvre typhoïde ou peu de temps après. Je suis dis-
« posé à croire que dans les cas de ce genre il s'agissait
« d'individus chez lesquels le *virus spécifique* existait
« déjà antérieurement à l'état latent et a été incité à se
« développer sous l'influence de la maladie typhique.
    « Dans beaucoup de cas de tuberculose pulmonaire
« ulcéreuse développés à la suite des processus pneumo-
« niques qui accompagnent souvent la dothiénentérie,
« l'hypothèse de la préexistence du germe pathogène
« dans le corps du malade est aussi très vraisemblable ;
« d'autres fois au contraire, il semble que le germe en

« question a été introduit de l'extérieur par les voies res-
« piratoires et a trouvé dans le tissu pulmonaire infiltré un
« terrain favorable à sa fixation et à son développement. »

GUILLERMET, en juin 1878, faisant sa thèse, *Etude sur les complications pulmonaires de la fièvre typhoïde et spécialement sur les plus rares*, classait d'après les faits d'HOFFMANN (*Loc. cit.*, p. 228) la phtisie parmi les complications ordinaires de la fièvre typhoïde.

LE COVEC, également en 1878, thèse *Sur quelques cas de fièvre typhoïde chez les tuberculeux*, apportait deux cas certains de tuberculose développée consécutivement à la fièvre typhoïde.

CASTEX (Thèse de Paris, 1879. *Contribution à l'étude des accidents pulmonaires de la fièvre typhoïde*) écrivait : « Il est un fait avéré, c'est que la fièvre typhoïde peut « provoquer le développement de tubercules chez des « individus primitivement sains ». Et à l'appui de son dire apportait trois observations nouvelles, XIV, XV, XVI, ajoutant que l'ancienneté des lésions typhiques, comparées au jeune âge des produits tuberculeux permettait d'affirmer que la tuberculisation était postérieure à la fièvre typhoïde.

Dans son article *Phtisie* du dictionnaire Jaccoud, paru en 1879, HANOT parle en passant de la question et cite l'exclamation de Monneret.

Dans ces dernières années, à Montpellier, DUCLOUX en 1882, dans sa thèse : *Contribution à l'étude des accidents pulmonaires de la fièvre typhoïde*, classe dans ses conclusions la phtisie parmi les maladies pouvant survenir pendant la convalescence de la fièvre typhoïde.

Gral Régis, Thèse de Paris, 1883 : *De la fièvre ty-phoïde chez les tuberculeux* apportait cinq observations nouvelles.

Cholet. *De la tuberculose au cours de la fièvre typhoïde*, décembre 1883, citait quatre faits nouveaux et celui publié par Babinsky dans le *Journal des sciences médicales.*

Hutinel (Thèse d'agrégation, 1883), *Etude sur la convalescence et les rechutes de fièvre typhoïde*, écrivait, p. 142 : « Nous avons récemment rencontré un cas de « ce genre à l'Hôtel-Dieu annexe (cas de tuberculose « ressemblant à une rechute de fièvre typhoïde).

« L'autopsie prouva qu'à côté des lésions tubercu-« leuses généralisées, il existait des traces indéniables « d'ulcérations typhoïdes de l'intestin. Bien que le dia-« gnostic anatomique soit parfois presque aussi difficile « à faire que le diagnostic clinique, nous croyons pou-« voir conclure :

« 1° Qu'on est allé trop loin en soutenant que la fièvre « typhoïde empêche le développement de la tuberculose.

« 2° Que la tuberculose peut se manifester au cours « de la convalescence et qu'alors elle prend ordinaire-« ment une marche aiguë.

« 3° Que la débilitation produite par la fièvre typhoïde, « au lieu d'être un empêchement à l'éclosion des tuber-« cules semblerait plutôt la favoriser chez les sujets « prédisposés. Il faut peut être tenir compte alors de « l'influence du milieu dans lequel vivent les convales-« cents. Il est possible que ceux qui séjournent long-« temps dans une salle d'hôpital, peuplée de phtisiques,

« soient exposés à devenir tuberculeux, si réellement la
« tuberculose est une maladie parasitaire, comme ten-
« dent à le faire admettre les travaux récents. »

A Lyon, en mai 1883, JANEZ dans sa thèse, *Contribution
à l'étude de l'antagonisme en pathologie et spécialement
de l'antagonisme de la fièvre typhoïde et de la tuberculose,*
concluait que ces deux maladies ne se combattaient pas
le moins du monde mais qu'au contraire il avait vu la
tuberculose se développer chez les typhiques convalescents. Il apportait deux faits personnels qu'il joignait à
un autre communiqué par BÉHIER à la *Société médicale
des hôpitaux* en 1870, et à une observation publiée par
GAILLARD interne de M. le professeur Hayem.

HANOT revenant sur ce sujet en 1884, dans l'article
Tuberculose du dictionnaire Jaccoud (t. 36, p. 298), écrivait les lignes suivantes :

« Ce que j'ai dit de la rougeole, je puis le dire de la
« fièvre typhoïde. Le nombre des convalescents de fièvre
« typhoïde qui deviennent phtisiques, en ville est très res-
« treint. *Cette complication n'est pas rare au contraire
« chez les malades des hôpitaux.* Il est vrai que chez ces
« derniers malades se trouvent réunies les conditions les
« plus favorables au développement du bacille.

« La fièvre typhoïde est une maladie longue, qui néces-
« site un long séjour à l'hôpital ; les malades qui en sont
« atteints sont donc exposés pendant très longtemps à
« la contagion. La fièvre typhoïde est par excellence une
« maladie de dénutrition. Il est difficile de trouver une
« maladie où l'alimentation soit plus insuffisante. Enfin
« la bronchite et la broncho-pneumonie constituant une

« complication extrêmement fréquente de la fièvre
« typhoïde, les bacilles trouvent donc chez les typhiques
« un terrain éminemment favorable à leur développe-
« ment.

HOMOLLE, article *Fièvre typhoïde* du dictionnaire
Jaccoud, publié dans le même volume, en 1884, p. 729,
constate qu'il y a des cas observés assez nombreux de
tuberculose post dothiénentérie, et il ajoute : « Il faut
« peut-être tenir compte de l'influence du milieu, car
« c'est surtout dans les salles d'hôpital que cette com-
« plication a été observée ».

M. le professeur DIEULAFOY nous dit dans sa *Pathologie interne* (t. II, 1884, p. 441 et 442) :

« La fièvre typhoïde et la tuberculose ne sont nulle-
« ment antagonistes, comme on l'a parfois avancé ».
Quelques lignes plus loin il ajoute :

« Dans quelques cas la tuberculose éclate au moment
« de la convalescence de la fièvre typhoïde chez un
« sujet qui *n'était point tuberculeux* : le malade parais-
« sait guéri, il avait néanmoins conservé un foyer de
« râles fins et persistants; la fièvre reparaît, on croit à
« une rechute et c'est une tuberculose aiguë ou une
« phtisie à marche plus ou moins rapide qui se déclare.

« Je viens d'observer un cas analogue chez une jeune
« fille de 17 ans. »

M. le professeur JACCOUD, cité par Hanot dans son
article *Tuberculose* du dictionnaire Jaccoud, t. 36,
p. 293, émet l'opinion suivante : « La rougeole, la
« coqueluche, la fièvre typhoïde, la diphtérie à reliquats
« pulmonaires, donnent lieu dans la majorité des cas, les

« deux dernières surtout, à une broncho-pneumonie sim-
« ple, subaiguë ou chronique ; mais si les individus sont
« en état de prédisposition héréditaire ou acquise, ces
« maladies peuvent être le point de départ d'une tuber-
« culose pulmonaire ».

Leudet, directeur de l'École de médecine de Rouen,
dans un compte rendu à l'Académie des sciences, sur la
propagation de la tuberculose par l'admission dans les
hôpitaux des individus atteints de cette maladie, étude
publiée dans la *France médicale* de 1886, p. 233 à 235,
donne les chiffres suivants qu'il nous semble intéressant
de reproduire : « la fréquence de la tuberculose pulmo-
« naire est exprimée par les propositions suivantes :

1° *Maladies donnant une aptitude extrême à la tuberculose pulmonaire :*

Pleurésie	73,7 pour 100
Glycosurie	60 » »
Fièvre synoque	23 » »

2° *Maladies donnant une aptitude fâcheuse à la tuberculose pulmonaire :*

Syphilis	22 pour 100
Fièvre typhoïde	22 » »
Erisypèle	17 » »
Maladie de la moelle épinière	17 » »
Variole	16,6 » »

*3° Maladies donnant une aptitude moyenne à la tuber-
culose pulmonaire :*

Alcoolisme.	15 pour 100	
Fièvres paludéennes	14 »	»
Pneumonie.	13 »	»
Maladies de l'utérus et de ses ann.	13 »	»
Rhumatisme.	12 »	»
Hystérie..	9 »	»

*4° Maladies donnant une aptitude minima à la tuber-
culose pulmonaire :*

Maladies du tube digestif.	7 pour 100	
Maladies des reins.	5 »	»
Bronchite. — Emphysème pulmon.	4 »	»
Maladies du cœur.	4 »	»
Maladies du cerveau.	2 »	»

Expliquant le chiffre de la fièvre typhoïde, Leudet
nous dit : « la fièvre typhoïde offre une aptitude aussi
« intense (que la syphilis intestinale). Elle est repré-
« sentée par la proportion de 22 pour 100. J'ai cherché
« autant que possible à éviter de comprendre parmi les
« fièvres typhoïdes, les cas de tuberculose, suivis d'ar-
« rêts de l'évolution morbide ». Faisons remarquer que
ce travail repose sur seize mille quatre-vingt-quatorze
observations de malades adultes, dont les observations
écrites ont été prises dans une division médicale de
l'Hôtel-Dieu de Rouen de 1854 à 1885.

Nous terminerons cet historique par ces lignes de

MM. les professeurs Grancher et Hutinel, dans l'article *Phtisie* du dictionnaire Dechambre, t. 24, deuxième série, p. 501 (volume paru en 1887) :

« La dothiénentérie est une pyrexie à détermination
« bronchique presque au même titre que la rougeole.
« Les typhiques sont soumis à une diète prolongée et à
« une débilitation profonde, toutes conditions qui de-
« vraient favoriser l'éclosion des tubercules. La théorie
« est-elle donc ici en défaut ? C'est bien plutôt la cli-
« nique. Avant même que la découverte de Koch eut été
« confirmée chez nous, des faits nombreux dus à Le
« Covec, Babinsky, Cornil, etc. avaient prouvé non
« seulement la possibilité mais la fréquence relative
« d'une tuberculisation rapide, soit au cours même de
« la maladie, soit pendant la convalescence. L'influence
« nuisible du séjour à l'hôpital avait été positivement
« notée. »

La conclusion de cet historique est : qu'il existe quarante-deux faits de tuberculose survenue pendant la convalescence de la fièvre typhoïde dont les observations écrites ont été prises. Nous ne parlons pas, bien entendu, des cas de Taupin et de Mercier qui ont été contestés, ni de ceux de Liebermeister dont les observations ne semblent pas avoir été écrites, pour ne nous en tenir qu'aux cas absolument hors de doute et dont on peut retrouver la relation.

CHAPITRE II

FAITS CLINIQUES

A nos observations personnelles, à celles qui nous ont été communiquées, nous en avons ajouté deux autres, l'une publiée par M. Fernet, l'autre par M. Toussaint. Le motif qui nous a déterminé à les joindre aux nôtres est qu'elles ne figurent dans aucune thèse ; tandis que toutes celles que nous citons dans notre historique, ou bien ont été déjà publiées dans des thèses antérieures, ou bien ont une notoriété telle, qu'en les relatant de nouveau tout au long, nous ne semblerions chercher qu'à augmenter le nombre de nos pages.

OBSERVATION I

Communiquée à la Société clinique par M. F. FERNET, agrégé de la Faculté de médecine de Paris, médecin de l'hôpital Beaujon. — Publiée dans la *France médicale*, nᵒˢ du samedi 7 avril 1883 et du mardi 10 avril 1883.

H... Eugénie, âgée de 19 ans, forte fille d'une très bonne santé antérieure, entra dans mon service à l'hôpital Beaujon dans les premiers jours de novembre 1882, avec tous les symptômes d'une fièvre typhoïde très intense.

Pendant toute la durée de la maladie, la fièvre a été exceptionnellement accentuée ; la température a constamment oscillé au-dessus de 40°, et cependant il n'y a eu que peu de délire, pas de symptômes notables d'adynamie et les phénomènes de congestion pulmonaire ont été assez modérés. Durant trois semaines, outre le traitement que je prescris d'ordinaire (Limonade vineuse, potion de Todd, lavements matin et soir, ventouses sèches le long de la colonne vertébrale ou sur la poitrine suivant les circonstances ; potages gras et lait), la malade a pris régulièrement deux bains tièdes par jour, à 20° un le matin et un le soir.

La maladie évolua ainsi sans grand incident et dura plus d'un mois. Dans les derniers jours il se développa des eschares aux deux fesses, un abcès assez vaste au bas du sacrum et des pustules d'ecthyma aux régions trochantériennes.

La fièvre typhoïde parut terminée dans les premiers jours de décembre, le sommeil revenait ainsi que l'appétit, la diarrhée avait cessé, la malade se sentait bien et était contente ; et cependant la température restait élevée, oscillant autour de 40°, sans qu'aucun désordre local pût m'expliquer cette persistance. En dépit de ce symptôme j'augmentai le régime alimentaire progressivement sans qu'il en résultat aucun trouble, et la convalescence parut se confirmer bien que pendant une douzaine de jours la température demeurât toujours aussi haute, pour baisser enfin graduellement et redevenir normale. En même temps les forces revenaient, et le 26 décembre la malade partait pour l'asile du Vésinet, en apparence bien rétablie de sa grave maladie.

Cependant la malade revenait dans mon service le 25 janvier elle avait passé trois semaines au Vésinet, puis se sentant en très bon état de santé, elle était rentrée en place ; mais au bout de huit jours, à la suite d'un refroidissement qu'elle croit avoir pris en promenant un enfant, elle commença à tousser, eut de la fièvre et dut se décider à revenir à l'hôpital.

Au moment de son retour nous constatons l'existence d'une bronchite généralisée intense : l'expectoration muco-purulente est très abondante ; les râles sont disséminés dans toute la hauteur des deux côtés de la poitrine, plus nombreux dans les sommets, ce qui nous inspire des craintes sur la possibilité d'une tuberculose pulmonaire.

Le 31 janvier, après un traitement approprié, la bronchite généralisée a presque disparu ; mais on perçoit dans le sommet droit des craquements secs et humides qui confirment le diagnostic de phtisie.

Vésicatoire, vin de quinquina, potion de Todd, alimentation substantielle.

Le 9 février, on constate que la malade a maigri d'une façon très sensible ; elle ne pèse plus que 53 kilog., alors qu'il y a 15 jours encore elle était forte et de belle apparence ; elle tousse et crache beaucoup, transpire la nuit, vomit une grande partie des aliments qu'elle prend, et a de la diarrhée. J'insiste auprès d'elle pour qu'elle se suralimente avec le tube ; elle accepte enfin le 20 février et alors on commence à lui faire deux fois par jour un repas composé d'un litre de lait, deux cuillerées à bouche de poudre de viande et deux œufs.

Sous l'influence de ce régime, il y a un peu d'amélioration dans les phénomènes généraux et les troubles digestifs s'atténuent ; mais la maladie locale n'en continue pas moins sa marche envahissante, il y a une abondante expectoration purulente on entend des bruits de friture dans les deux tiers supérieurs du poumon droit ; nous sommes en présence d'une phtisie galopante.

Le 28 février, sa situation reste à peu près la même : le poumon droit est pris dans sa totalité, il y a déjà quelques excavations au sommet, le poumon gauche paraît peu intéressé. L'alimentation par le tube n'est pas tous les jours bien supportée ; de temps en temps la malade rejette par le vomissements une grande partie des aliments introduits.

Nous constatons depuis ces derniers jours la même position précaire, une fièvre toujours assez intense, un envahissement progressif et rapide des poumons, un état du nutrition à peine stationnaire depuis le nouveau régime, seulement moins de diarrhée.

Aujourd'hui 6 mars, j'ai les plus grandes inquiétude assurément pour l'avenir et je crains que, malgré nos efforts, nous arrivions bientôt à un fâcheux dénouement. Cependant je constate, depuis plusieurs mois que j'emploie l'alimentation forcée par le procédé de Debove, des résultats si satisfaisants, je dirais même si surprenants chez des phtisiques que je n'ai pas encore perdu tout espoir et que je continue la lutte pour cette pauvre fille.

Suite de l'observation. *France médicale*. 10 Avril 1883. — Depuis ma communication à la Société clinique, l'événement n'a pas répondu aux espérances relatives que je conservais : la malade ayant souvent vomi après les gavages, a formellement refusé de continuer l'emploi du tube et n'a pris que par intervalles, sur mes instances, une petite quantité de poudre de viande pour ajouter à l'autre alimentation absolument insuffisante ; les vomissements sont redevenus fréquents, la diarrhée plus abondante, l'état cachectique de plus en plus accentué, les lésions locales de plus en plus étendues. Le 20 mars est survenu un pneumothorax à droite avec des douleurs atroces et une dyspnée intense ; des injections morphinées pratiquées matin et soir ont calmé la douleur et l'ont fait disparaître au bout de quatre jours et il y a eu même à ce moment un semblant d'amélioration : la malade à recommencé à s'alimenter un peu plus ; mais elle s'affaiblissait progressivement, et elle est morte le 27 mars après une courte agonie.

A l'*autopsie*, nous avons trouvé la plèvre droite remplie de gaz, et de près d'un litre de liquide séro-purulent, le poumon droit, très réduit de volume, complètement farci de tubercules ramollis du haut en bas, avec des cavernes dans le sommet, et des noyaux ramollis sous-pleuraux ; le poumon gauche ne présentait que quelques noyaux disséminés de broncho-pneumonie tuberculeuse ramollie et près du bord inférieur du lobe supérieur quelques petites cavernules. Les ganglions trachéo-bronchiques étaient gros et caséeux.

M. Fernet fait suivre cette observation typique des réflexions suivantes :

Ainsi voilà un exemple de phtisie galopante consécutive à une fièvre typhoïde grave, exemple à ajouter à d'autres, malgré ce que quelques auteurs ont dit d'un prétendu antagonisme entre la fièvre typhoïde et la tuberculose. S'il est vrai que la tuberculose s'attaque surtout aux organismes tarés ou débilités, y a-t-il lieu de s'étonner que la fièvre typhoïde, qui ébranle si profondément l'organisme, ouvre la porte à la maladie tuberculeuse, et que celle-ci prenne dans ces circonstances, une allure galopante en s'attaquant à une économie encore incapable de résistance ?

OBSERVATION II

Publiée dans les *Archives de médecine et de pharmacie militaire*, 1885, t. VI, p. 190, par M. H. TOUSSAINT, médecin aide-major de 1re classe.

Bronchectasie et **adénopathie bronchique tuberculeuse.** *— Végétation polypoïde du larynx symptomatique d'une périchondrite suppurée des cartilages cricoïdes et aryténoïdes gauches. — Mort rapide. — Autopsie.*

B..., âgé de 25 ans, soldat à la gendarmerie mobile, arrive le 30 novembre à l'hôpital du Val-de-Grâce, dans le service de M. le professeur Villemin.

Les antécédents héréditaires sont excellents ; son père et sa mère sont morts de vieillesse, ses frères et ses sœurs se portent bien. De son côté il entre pour la première fois à l'hôpital, vierge de syphilis et de blennorrhagie.

Il y a douze jours cet homme a ressenti un malaise général

avec perte d'appétit et insomnie ; ces symptômes se sont accentués, la céphalée, surtout nocturne, est survenue, puis des vertiges et des bourdonnements d'oreille.

A son arrivée dans le service il est abattu, prostré, sa température est de 38° ; disons de suite que le tracé thermique est jusqu'au 19 décembre celui d'une fièvre typhoïde à évolution absolument régulière, et que le pouls oscille entre 80 et 88 pulsations.

Le 5 décembre se dessinent des taches rosées lenticulaires sur l'abdomen. Vers le 10 apparaît aux deux bases des poumons de la congestion hypostatique plus prononcée à droite ; puis le 14, cette congestion passe à gauche et se cantonne au niveau de la division des bronches. Dès le lendemain, avec la dyspnée qui a augmenté, on constate dans la fosse sous-épineuse gauche de la submatité, du souffle et des râles sous-crépitants.

La dothiénentérie a fini son évolution ; le ventre est souple, nulle part douloureux, l'état général est bon ; seules la toux et l'expectoration ennuient le malade. Le tracé thermique oscille entre 38° et 39° ; les signes locaux de la partie moyenne du poumon gauche deviennent cavitaires ; la bronchophonie et de véritables gargouillements y ont apparu.

Le 25. Le crachoir est rempli de mucosités très abondantes, au milieu desquelles se voient des crachats purulents.

L'examen des sommets des poumons n'a jamais révélé rien d'anormal ; le diagnostic différentiel est débattu entre l'adéno-pathie bronchique suppurée avec communication avec la bronche gauche, la bronchectasie, et la caverne tuberculeuse, suite de pneumonie caséeuse.

Dans la première semaine de janvier l'état général redevient bon, le malade se lève et va se promener au jardin, en attendant que ses forces lui permettent de partir en congé de convalescence.

Du 9 au 14 janvier. La température ne dépasse pas 37°. Localement les signes cavitaires (matité, souffle, bronchophonie, gargouillements) persistent au niveau de la division des bronches du côté gauche. Le 15 janvier, sans cause connue, la température s'élève à 38°, chiffre autour duquel elle oscille jusqu'à la fin du mois, B... accuse le lendemain 16 janvier, c'est-à-dire sept semaines après le début de la fièvre typhoïde, une douleur dans le pharynx qu'on ne peut rapporter à aucun signe objectif. Cette douleur s'accentue les jours suivants, elle s'exaspère à l'occasion de la toux qui est toujours fréquente.

1er février. Le malade accuse de la dysphagie qui l'engage à n'accepter que difficilement la nourriture. L'exploration de la bouche, du palais et de la région sus et sous-hyoïdienne ne révèle rien de pathologique. La voix est étouffée et B... nous raconte le 2 février, que pendant la nuit il a ronflé assez fort pour incommoder ses voisins. L'analyse des urines faite méthodiquement n'y a jamais révélé d'albumine.

L'examen laryngoscopique nous montre qu'il n'y a pas d'œdème de la glotte et que les cordes vocales se tendent bien et se rapprochent. A la partie postérieure de la corde vocale inférieure gauche, dans la glotte intercartilagineuse, se voit nettement un polype sessile du volume d'un petit pois, que nous pensons être une végétation polypoïde développée à la surface d'une ulcération tuberculeuse. Vu le siège spécial de cette excroissance on devait éliminer le polype du larynx, qui occupe habituellement les deux tiers antérieurs des cordes vocales.

Le 10. L'examen laryngoscopique ne révèle pas autre chose et cependant des symptômes assez graves se sont déclarés. La respiration bruyante a augmenté ; l'inspiration surtout est pénible, il y a un véritable tirage ; les muscles auxiliaires de la respiration entrent en jeu ; le cornage est net.

La voix est conservée, seulement elle est sombre et B... est dans une angoisse sérieuse. On le prévient de la probabilité de l'intervention chirurgicale, et l'on se prépare à faire la trachéotomie.

Le 20, à minuit, B... cause avec la sœur qui le fait boire, à deux heures du matin sans la moindre crise asphyxique, il meurt.

AUTOPSIE. — Des adhérences pleurales en voie de formation existent sur toute la surface du lobe inférieur du poumon gauche.

L'adénopathie bronchique est fortement accentuée ; *un ganglion* du volume d'une châtaigne qui siège le long de la trachée, à quatre centimètres au-dessus de l'éperon des bronches, *est ramolli, caséeux au centre* ; des incrustations calcaires forment une coque *à la matière caséeuse.* Ce foyer ne communique pas avec la trachée. L'examen microscopique a révélé au pourtour des pertes de substance produites par le ramollissement, *des tubercules disséminés au milieu d'un tissu cellulaire en voie de prolifération.* La section des bronches indique qu'elles sont le siège d'une vascularisation intense, ecchymotique par places ; les bronches de deuxième ordre du lobe inférieur gauche crient sous le couteau ; elles sont nettement et régulièrement dilatées dans le sens de leur longueur. Le parenchyme pulmonaire périphérique est sclérosé, on y voit des traînées blanches de tissu conjonctif; un morceau, jeté dans l'eau, gagne immédiatement le fond du vase (atélectasie pulmonaire).

Nulle part, ni dans le parenchyme, ni sous le feuillet pleural, trace de tubercules. Le larynx ouvert par la partie médiane de la paroi postérieure révèle une suppuration du chaton du cartilage cricoïde, qui baigne dans une atmosphère de pus limitée par le périchondre même très épaissi. Avec un stylet on sent que l'anneau tout entier du cricoïde est dénudé. Le cartilage hyalin, ossifié par places, est décomposé en lamelles irrégulièrement concentriques, formant de vrais séquestres. La végétation polypoïde qui siège exactement au niveau de l'articulation aryténo-cricoïdienne droite, n'est autre qu'un bourgeon en cul-de-poule, comme on en trouve dans les fistules osseuses. Nous n'avons trouvé cette remarquable production pathologique signalée nulle part.

Alors qu'une première recherche des bacilles de la tuberculose dans les crachats de notre malade avait été négative, nous aurions dû y revenir sans trop tarder pour éliminer ou accepter le diagnostic de manifestation phymique du larynx.

A notre grand étonnement nous avons constaté la disparition du cartilage aryténoïde, qui s'était éliminé par suppuration, sans que le malade lui-même en ait senti quelques débris. Son périchondre très épaissi formant une cavité au fond de laquelle l'apophyse vocale (cartilage réticulé) se trouvait encore ; cet épaississement du périchondre et la persistance de l'apophyse vocale expliquent comment à l'examen laryngoscopique on voyait la tension de la corde vocale inférieure droite et son rapprochement de celle du côté opposé et comment alors la voix pouvait encore se produire.

La muqueuse laryngée et l'épiglotte n'offrent pas trace d'altération.

Dans le dernier mètre de l'iléon on voit du côté opposé à l'insertion mésentérique un amincissement par places de la muqueuse correspondant aux plaques de Peyer éliminées et complètement cicatrisées. Les autres organes, rate, reins, foie et cœur ne présentent rien de pathologique.

Conclusions de l'observation. (T. VI, p. 195.) — De cette intéressante observation retenons les points suivants :

1° L'antagonisme entre la bronchectasie et la tuberculose est moins absolu qu'on ne pense.

2° Les complications laryngées de la fièvre typhoïde sont souvent beaucoup plus profondes qu'il n'est permis de le croire.

3° L'examen laryngoscopique le meilleur ne permet pas de poser un diagnostic complet. La nature des végétations polypoïdes sera donnée par la recherche du bacille de la tuberculose.

4° Une intervention rapide par la crico-trachéotomie peut seule sauver les typhoïdiques dont le cartilage cricoïde a suppuré.

Il nous semble qu'indépendamment de ces quatre con-clusions, Toussaint en aurait pu tirer une cinquième, et d'une importance capitale, au point de vue qui nous oc-cupe, à savoir : que dans ce cas, la tuberculose était sur-venue chez un typhique convalescent, n'ayant aucun antécédent héréditaire ou personnel fâcheux, et que la localisation du bacille dans les ganglions trachéo-bron-chiques, dans le tissu cellulaire voisin, peut-être au ni-veau de la lésion laryngée, avait hâté, sinon déterminé la mort chez ce malade.

Il est certain que cet homme placé dans les salles communes où se trouvaient continuellement de nom-breux tuberculeux, débilité par une longue maladie, par une convalescence qui ne devait pas finir, se trouvait dans des conditions exceptionnelles pour être infecté par le bacille tuberbuleux. En 1884-1885 nous avons eu l'oc-casion de voir de près les services du Val-de-Grâce où nous faisions notre volontariat et nous avons toujours vu les typhiques et les tuberculeux couchés au hasard dans les mêmes salles.

Observation III

Communiquée par M. Morla, externe du service de M. le professeur Peter, avec l'assentiment du chef de clinique et de M. le professeur Peter.

Cas de tuberculose survenant pendant le cours d'une fièvre typhoïde à rechûte. — Guérison.

Le nommé V..., François, âgé de 22 ans, domestique, entre le 11 janvier 1888 à la Pitié, salle St-Luc, lit n° 16.

C'est un garçon d'apparence robuste sans antécédents d'aucune sorte.

Il accuse une lassitude générale, une céphalalgie continuelle, une perte complète d'appétit.

Le ballonnement du ventre est peu accentué.

La température est de 39°; le pouls peu fréquent.

On diagnostique dothiénentérie légère et on institue le traitement suivant : bouillon, lait, deux lavements par jour.

19 janvier. Épistaxis, la température oscille entre 38° et 39°. Bronchite légère.

Le 25. Bronchite plus intense, ventouses sèches et scarifiées. Le malade guérit de sa bronchite, la température s'abaisse les jours suivants au-dessous de 37°. La convalescence paraît bien marcher, le malade se lève.

18 février. Après plus de vingt jours d'apyrexie la température s'élève brusquement à 40 degrés. Quelques douleurs de ventre; épistaxis. Un peu de ballonnement du ventre, gargouillements dans la fosse iliaque droite. Deux ou trois garde-robes par jour. Apparition des taches rosées lenticulaires au niveau des hypochondres. Le chef de service diagnostique rechute de fièvre typhoïde et institue le traitement suivant : limonade vineuse, deux lavements par jour, un verre d'eau de Sedlitz tous les deux ou trois jours.

Le 23. Même état. Sulfate de quinine, 0 gr.50.

Le 24. Bronchite assez intense, ventouses sèches.

Le 27. La température monte à 40 degrés. Léger tympanisme de l'abdomen. Congestion du foie. De nouveau on prescrit des ventouses. Café. Sulfate de quinine, 0 gr. 50.

Le 29. Nouvelles taches lenticulaires, ventre moins ballonné. Râles fins dans la totalité des poumons. Badigeonnage à la teinture d'iode.

1er mars. Épistaxis.

Le 2. Plus de taches, ni de ballonnement du ventre.

Le 3. Pouls très petit. Bronchite intense. Vingt pointes de

feu de chaque côté de la colonne vertébrale sur toute la hauteur des poumons.

Le 5. Râles fins de bronchite capillaire surtout à droite. On prescrit : café, vin de Bagnols, vésicatoire.

Le 6. Le malade est très oppressé. Il a trente-six inspirations par minute.

Le malade depuis quelques jours a considérablement maigri. On soupçonne une tuberculose au début ; on l'ausculte avec soin et l'on entend dans le sommet droit des râles sous-crépitants fins.

Le chef du laboratoire examine *les crachats du malade* au microscope *et y trouve des bacilles de Koch*, quoiqu'en petit nombre.

À la prescription antérieure du malade on ajoute de la viande crue et des œufs.

Le 8. Râles fins nombreux au deux sommets. Pointes de feu en avant tous les deux ou trois jours.

Le 16. L'appétit est revenu. La guérison est complète. On ne trouve plus rien dans les sommets.

Le 30. Le malade se rétablit de plus en plus.

15 avril. Les forces sont tout à fait revenues, il n'existe plus aucun signe appréciable de tuberculose. Le malade doit partir d'ici quelques jours à Vincennes.

De cette observation nous pouvons conclure : que ce malade qui pendant le cours d'une dothiénentérie légère, n'avait vu aucune complication survenir, a été atteint, par suite d'une rechute qui l'a considérablement affaibli, d'une tuberculose certaine, puisque les bacilles de Koch ont été trouvés dans ses crachats. Il s'est remis, il est vrai, de cette tuberculose, qui, nous l'espérons, ne laissera pas d'autres traces ; mais il aurait pu, s'il n'avait pas présenté des conditions de résistance particulières, et s'il n'avait pas été énergiquement traité dès le début, être atteint d'une tuberculose chronique ou aiguë qui l'aurait conduit à la mort. Dans tous les cas, si ce malade devenait tuberculeux dans l'avenir, nous aurions beaucoup de tendance à croire que ce ne serait pas à une contamination nouvelle qu'il devrait sa maladie, mais bien à cette tuberculose survenue pendant le cours de sa dothiénentérie, et qui serait actuellement enrayée.

OBSERVATION IV

Observation personnelle recueillie dans le service de M. BARTH, médecin de l'hôpital Tenon.

Phtisie galopante survenant pendant la convalescence de la fièvre typhoïde chez un sujet prédisposé.

Chen..., Auguste, âgé de 18 ans, entre à l'hôpital le 30 août 1887, salle Pidoux, lit n° 21.

Il n'y a rien à noter dans ses antécédents héréditaires. Il se plaint d'une grande fatigue générale datant de près de quinze jours et qui l'a obligé de cesser son travail sans toutefois prendre le lit.

Depuis cinq jours il a de la fièvre surtout le soir ; l'appétit est complètement perdu, il y a un peu de diarrhée. Peu de sommeil la nuit ; cauchemars et bourdonnements d'oreille.

Comme maladie antécédente il ne signale rien qu'une bronchite survenue l'hiver dernier et qui aurait duré deux mois.

Il n'a jamais craché de sang et s'est bien porté tout l'été.

Etat actuel. — Faciès pâle et fatigué ; température le soir 40° ; pouls 104 ; langue blanche au centre, rouge au bord et à la pointe ; anorexie complète ; gargouillements dans la fosse iliaque droite ; diarrhée ocreuse, cinq à six selles par jour. Le malade tousse un peu ; à l'auscultation on entend quelques râles congestifs dans la poitrine aux deux bases. Le sommet droit sonne mal à la percussion, la respiration y est faible et l'expiration prolongée sans râles.

Les urines traitées par l'acide nitrique donnent un disque d'acide urique surmontant un léger précipité albumineux. On diagnostique une fièvre typhoïde au début, chez un sujet suspect de tuberculose commençante.

Traitement. — Sulfate de quinine, 1 gr. 50 par jour. Lavement émollient. Bouillon, lait et limonade vineuse.

Les jours suivants les symptômes typhiques se caractérisent davantage ; on constate des taches rosées lenticulaires ; sa température oscille entre 39°,5 et 40°.

5 septembre (12e jour de la maladie). La température vespérale atteint 40°,8 ; le ventre est météorisé, la diarrhée abondante. Il y a du délire nocturne et un peu de sécheresse de la langue. On applique en permanence un sac de glace sur la partie droite de l'abdomen.

Le 6 et le 7. Rémission marquée des symptômes.

Le 8. Nouvelle ascension fébrile qui est combattue par les mêmes moyens.

Le 19. La fièvre tombe définitivement et le malade entre en convalescence au 25e jour de sa maladie.

Pendant un mois entier (du 19 septembre au 18 octobre) la fièvre est nulle, l'appétit revient progressivement. Il n'y a plus aucun phénomène morbide ni du côté de l'abdomen, ni du côté du thorax. Cependant le malade reste pâle, assez faible, il se plaint de transpirer souvent la nuit.

19 octobre au soir. On constate de nouveau un peu de fièvre et, en auscultant avec soin, on croit entendre quelques craquements secs sous la clavicule droite. La langue est belle, l'appétit bon ; les digestions se font bien.

Les jours suivants, fièvre rémittente à exacerbations vespérales atteignant 38°,5, 39° et même 39°,5.

Très rapidement l'état général s'affaiblit, le malade devient pâle et plus maigre. Les pommettes sont rouges. Il y a des transpirations fréquentes. En même temps on peut suivre jour par jour le développement de la tuberculose pulmonaire au sommet droit, laquelle prend rapidement la forme caséeuse. La matité s'accuse sous la clavicule et dans la fosse sus-épineuse. La respiration devient soufflante ; des râles secs font place à des râles humides.

Dès le 15 novembre il existe une excavation très manifeste qui s'agrandit rapidement et le malade prend de plus en plus l'aspect clinique de la phtisie galopante.

Un mois plus tard, nouvelle poussée fébrile, plus intense ; dyspnée rapidement croissante, râles fins dans les deux côtés du thorax ; le malade présente les signes de l'asphyxie progressive et succombe le 24 décembre après une agonie assez prolongée.

A l'autopsie, on constate les traces manifestes des ulcérations des plaques de Peyer qui sont toutes guéries sauf une seule. Il n'y a pas trace de tuberculose du côté de l'intestin. En revanche les poumons sont atteints de tuberculisation généralisée qui paraît avoir évolué en deux étapes.

Au sommet droit pneumonie caséeuse avec excavation considérable entourée de plusieurs autres petites cavernes.

Au lobe inférieur droit et dans tout le poumon gauche semis de granulations jaunâtres, les unes isolées, les autres groupées avec congestion très marquée du tissu ambiant.

Les autres organes sont indemnes.

Chez ce malade la tuberculose semblait exister avant la fièvre typhoïde, comme la bronchite de l'hiver précédent, bronchite qui avait duré deux mois, semblerait l'indiquer. Cependant, il se portait bien depuis ; la marche de la tuberculose, si tuberculose il y avait, était arrêtée et sans cette fièvre typhoïde, il aurait pu, croyons-nous, vivre encore de longues années. De plus, il nous semble, qu'il est permis d'hésiter et de croire, que ce malade n'était point tuberculeux, qu'il avait un poumon vulnérable et peu résistant, et que le séjour à l'hôpital a déterminé la localisation bacillaire au point le plus accessible, qui se trouvait être aussi le plus faible.

En tout cas cette observation nous paraît être intéressante par la marche aiguë que prend la tuberculose, marche aiguë que nous croyons pouvoir attribuer à la dénutrition de l'organisme, à l'affaiblissement général causé par la dothiénenterie, chez un sujet prédisposé à la phtisie.

OBSERVATION V

Observation personnelle recueillie dans le service de M. BARTH, médecin de l'hôpital Tenon.

Tuberculose consécutive à une fièvre typhoïde. — Dégénérescence amyloïde. — Mort. — Autopsie.

La nommée Mess..., Alice, entre le 24 août 1887, salle Cruveilhier, lit n° 29.

Les antécédents héréditaires de la malade sont bons. Sa mère est morte en couches, son père est actuellement bien portant ainsi qu'un frère et deux sœurs.

Ses antécédents personnels sont excellents; elle n'a jamais été malade dans sa jeunesse, elle s'est toujours bien porté. Elle a été réglée pour la première fois à onze ans.

Depuis, les menstrues ont toujours été régulières, durant quatre jours chaque fois. Elle a cependant eu à différentes reprises un peu de leucorrhée.

Il y a quatre jours elle eut de la céphalalgie, de la fièvre; une inappétence marquée ainsi qu'un abattement général des forces. Les jours suivants la malade garde le lit et ne prend que de la tisane. Elle remarque qu'elle mouche un peu de sang; il y a insomnie complète et agitation la nuit.

A son entrée on constate une température de 40°,5, et tous les signes d'une fièvre typhoïde à son début. On administre le sulfate de quinine à la dose de 1 gr. 50 par jour.

Les jours suivants la température oscille entre 39° et 40°. Il y a de la diarrhée, des taches rosées lenticulaires, du délire la nuit; la congestion pulmonaire est modérée. La médication quinique est continuée; sous son influence les symptômes fébriles s'atténuent progressivement, la fièvre tombe entièrement le 10 septembre, 22e jour de la maladie. Sauf un léger retour de fièvre au moment de la première alimentation la convalescence est régulière.

La malade quitte l'hôpital, sur sa demande, le 16 octobre, bien guérie, mais encore faible.

Elle rentre chez elle, et quoique affaiblie, elle est obligée de soigner son mari, venant de faire ses vingt-huit jours, et qui était revenu toussant. Ce dernier va de plus en plus mal. Alice Mes.... est surmenée par les soins incessants que réclame son état et il meurt tuberculeux dans le courant du mois de janvier 1888.

Un mois environ après son départ de l'hôpital, alors qu'elle soignait son mari, la malade est prise d'une toux petite, quinteuse, et, en même temps, elle remarque que souvent la nuit elle se réveille baignée de sueurs. Malgré son état elle reste chez elle, vaque à ses occupations ordinaires, soigne son mari.

Mais les transpirations sont de plus en plus abondantes; elle perd l'appétit et la toux devient plus fréquente.

Enfin un mois et demi environ après la mort de son mari, la malade, s'affaiblissant de plus, et constatant que son état ne fait que s'aggraver, se décide à revenir à l'hôpital.

Elle rentre de nouveau le 8 mars 1888, à la salle Cruveilhier, lit n° 12.

Etat actuel. — La malade est considérablement amaigrie. Sa

figure est pâle et étirée, les pommettes rosées et saillantes.

L'appétit est nul, les transpirations très abondantes. Elle crache beaucoup, les crachats sont blanc-jaunâtres, nummulaires, épais. A l'auscultation on constate au sommet droit un souffle cavitaire très prononcé, du gargouillement au pourtour de l'excavation, des râles sous-crépitants humides dans les deux tiers du poumon droit. Du côté gauche on perçoit des râles sous-crépitants humides dans le tiers supérieur du poumon gauche. Rien au cœur. Le ventre est un peu ballonné mais non douloureux.

16 mars. L'état général semble s'améliorer, la malade a un peu plus d'appétit, les transpirations nocturnes sont moins abondantes. L'état de la poitrine reste le même.

17 avril. Depuis un mois l'état s'aggrave de plus en plus, l'amaigrissement s'accentue encore davantage. L'examen des urines fait reconnaître la présence d'une grande quantité d'albumine (4 gr. par litre). La malade est mise au régime lacté.

Le 26. L'urine de 24 heures contient 7 gr. 50 d'albumine.

2 mai. La cachexie est arrivée aux dernières limites ; la malade se plaint de douleurs dans le dos ; elle n'a plus la force de se soulever ; elle n'urine presque plus, et fait sous elle.

Le 4. Après quelques heures d'agonie, elle meurt à 8 heures du matin.

Autopsie. — Le poumon droit est entièrement infiltré de tubercules ; le lobe supérieur est transformé en une vaste caverne anfractueuse. Le lobe moyen et une partie du lobe inférieur sont indurés en masse par des groupes serrés de granulations jaunes en train de se caséifier au centre, et dont beaucoup ont donné de petites ulcérations et de petites cavernes.

Le lobe inférieur est très atélectasié. Dans la plèvre épanchement séro-fibrineux avec fausses membranes récentes.

Le poumon gauche est également en partie détruit par la tuberculisation à marche rapide. Il existe de larges cavernes anfractueuses dans tout le lobe supérieur, divisées en plusieurs logés par des travées contenant des vaisseaux, et des grosses bronches.

Les parois sont tapissées par une véritable membrane pyogénique. Plus bas, groupes nombreux de granulations en corymbe, les unes isolées, les autres réunies en petite masse dont la fonte donne des cavernes pleines de pus. La plèvre gauche est saine sur toute son étendue.

Le cœur est très petit; les cavités et orifices ne présentent aucune altération.

Le foie pèse 2200 gr.; il est très volumineux, de couleur jaune clair, présentant à la coupe l'aspect caractéristique de la dégénérescence amyloïde, avec infiltration graisseuse.

La rate triple du volume normal, de consistance flasque, renferme dans son épaisseur de nombreux noyaux qui ressemblent à des noyaux infractueux.

Les reins volumineux, sont décolorés et sans consistance; à la coupe la substance corticale est jaunâtre, striée de raies vasculaires roses; la capsule se détache sans difficulté.

Ni le péritoine, ni les ganglions mésentériques ne présentent une apparence de tuberculose.

Dans le dernier mètre de l'intestin grêle on constate des traces presque effacées, mais cependant très appréciables, des lésions types de plaques de Peyer. Celles-ci sont gaufrées, amincies au centre, légèrement hyperhémiées à la périphérie. Quelques-unes d'entre elles, présentent une cicatrice marquée d'ulcération centrale arrondie.

Plus bas, au niveau de la valvule iléo-cæcale et dans le gros intestin, se voient des ulcérations beaucoup plus étendues, de date évidemment récente, intéressant la muqueuse intestinale seulement, et présentant une forme tantôt arrondie, tantôt ovalaire, à grand diamètre transversal. Ces ulcérations n'ont aucun caractère inflammatoire, leurs bords ne sont ni indurés, ni épaissis.

On ne constate pas d'hyperhémie péritonéale à leur niveau, en un mot aucun des caractères ordinaires aux ulcérations intestinales de nature tuberculeuse. Il paraît plus rationnel de les rattacher à l'altération amyloïde qui semble avoir envahi tout le système vasculaire.

Voilà donc un cas typique de tuberculose développée consécutivement à la fièvre typhoïde. Il est probable que la malade a été contaminée par son mari tuberculeux avancé ; mais si elle n'avait pas été considérablement abattue par sa fièvre typhoïde, il est possible, probable même qu'elle aurait résisté à l'infection tuberculeuse, étant donné son bon état de santé habituelle et l'absence d'antécédents fâcheux, soit personnels, soit héréditaires. Mais le surmenage, la fatigue, les inquiétudes morales que devaient lui causer l'état de son mari, les tristes prévisions qu'elle devait faire sur son compte en comparant son état à celui de son mari, tout concordait pour que la tuberculose évoluât rapidement comme cela a eu lieu.

OBSERVATION VI

Observation communiquée par M. le D' BARTH, médecin de l'hôpital Tenon.

Tuberculose consécutive à la fièvre typhoïde. — Mort. — Tuberculose par contagion d'un frère. — Mort. — Tuberculose par contagion de la mère. — Mort.

Au mois de septembre 1882, le jeune X..., âgé de 15 ans, d'une bonne santé habituelle, est pris d'une fièvre typhoïde, de moyenne intensité, qui évolue en l'espace de trois semaines, sans complication grave et sans médication perturbatrice. La famille du jeune malade paraît saine à première vue Cependant le père a eu dans sa jeunesse la poitrine délicate, la mère qui a nourri elle-même ses cinq enfants, offre les attributs du tempérament lymphatique. Enfin, parmi les frères et sœurs, une fille, celle qui vient immédiatement après le jeune malade, et qui est âgée actuellement de 13 ans, est atteinte de coxalgie suppurée.

Un peu après le début de la convalescence, le jeune X... est repris d'une fièvre légère et se remet à tousser sans que l'auscultation révèle la cause de ce phénomène.

En même temps l'appétit jusqu'alors bon commence à fléchir. Au bout de quelques jours, un nouvel examen plus attentif de la poitrine fait constater une légère obscurité du son au sommet gauche avec rudesse de la respiration et quelques craquements secs.

Ces signes d'induration pulmonaire s'accroissent rapidement si bien que le médecin traitant croit devoir conseiller un transport immédiat dans le midi.

Le jeune malade part en effet pour Alger avec sa famille ; mais néanmoins, les signes de tuberculisation ne font que s'accentuer. Une hémoptysie se produit peu à près l'arrivée en Afrique, et la maladie suit son cours pour aboutir à la mort à la fin de l'hiver suivant.

Il est bon d'ajouter que le frère aîné du jeune malade, vigoureux jeune homme de 20 ans, parti pour Alger avec son frère et l'ayant soigné jusqu'à sa mort a été pris dans le cours de l'été suivant, à la suite d'une légère attaque de fièvre palustre d'une tuberculose pulmonaire à forme galopante qui l'a enlevé en quelques mois. La mère elle-même qui, en dépit de son tempérament lymphatique, s'était toujours bien portée, avait mené à bien six grossesses et cinq allaitements, a été prise après la mort de ses deux fils d'une tuberculisation presque aussi rapide à laquelle elle a succombé dans le courant de l'année 1884.

Ainsi donc voilà trois faits indéniables d'après lesquels la contagiosité de la tuberculose ne saurait être mise en doute. Le premier cas : c'est un jeune homme qui contracte la fièvre typhoïde ; il est peut être tuberculeux héréditaire, peut être a-t-il pris le bacille en tétant le sein de sa mère. La sœur en effet a une coxalgie suppurée, affection généralement considérée à l'heure actuelle comme tuberculeuse. Peut être a-t-il été contaminé accidentellement par un de ces contages méconnus auquels nous sommes exposés tous les jours.

En tout cas il n'est cliniquement tuberculeux que depuis sa fièvre typhoïde. Son frère aîné, jeune homme vigoureux, mais qui avait été longtemps exposé aux bacilles de Koch nombreux que devait semer son frère, reste bien portant jusqu'au moment où une affection intercurrente le met en état de réceptivité; il est envahi par la tuberculose et meurt. La mère si cruellement frappée par la mort de ses deux enfants, plongée dans un abattement et un désespoir qu'il est facile de comprendre, se trouve alors, elle aussi, présenter des conditions favorables à l'infection; elle est atteinte à son tour et rapidement emportée. Il est à remarquer que dans ce dernier cas, c'est surtout l'état de dépression morale qui a été la cause occasionnelle de la tuberculisation; dans le second cas, comme dans le premier c'est l'affaiblissement, la misère physiologique due, dans l'un, à la fièvre typhoïde, dans l'autre, à l'infection paludéenne.

OBSERVATION VII

Communiquée par M. E.-C. AVIRAGNET, interne des hôpitaux.

Tuberculose à la suite d'une fièvre typhoïde. — Mort.

M.., âgé de 22 ans est atteint au commencement du mois de juin 1887 d'une fièvre typhoïde légère. Les symptômes sont ceux de la dothiénenterie ordinaire. Température élevée, courbe thermique caractéristique. Céphalalgie, épistaxis, bourdonnements d'oreille, insomnie. Du côté de l'appareil digestif

il y a de la diarrhée, du gargouillement dans la fosse iliaque
droite, la langue rôtie caractéristique. Les taches rosées lenticulaires ont été assez nombreuses. A la fin de la maladie,
qui avait évolué d'une façon peu intense et sans autre accident
qu'une broncho-pneumonie légère, le malade eut une hémoptysie. Jusque-là pas de traces de tuberculose. Le père et la
mère du malade sont très âgés, le père a 70 ans, sa mère 65, et
sont d'une très bonne santé. Quant aux antécédents personnels
rien à noter sinon que le malade, placé dans des conditions de
fortune favorables a commencé de bonne heure une vie un peu
trop orageuse. La famille du malade est absolument vierge de
tuberculose. La convalescence de la fièvre typhoïde se continue ensuite sans présenter d'autres symptômes menaçants
pendant un mois. Tout à coup, seconde hémoptysie ; le malade
en souffre peu, il est complètement rétabli de sa fièvre typhoïde
et il recommence à mener un genre de vie analogue à celui
qu'il menait avant sa dothiénenterie. Il fait de nombreuses im-
prudences, se fatigue outre mesure. La tuberculose prend une
marche rapide, l'aspect du malade change tous les jours, et
déjà, un mois après la seconde hémoptysie, on entend au sommet droit un souffle cavitaire. Pendant le mois d'août, la marche de la tuberculose continue. En septembre les symptômes
s'accusent de plus en plus et l'affaiblissement du malade est
extrême. A partir de la fin de septembre il ne peut plus quitter
la chambre. Le malade reste au lit le mois d'octobre et de novembre. Et à partir du 1ᵉʳ décembre la tuberculose semble
évoluer plus vite encore. Le poumon gauche, jusque-là à peu
près indemne, car il ne présentait que quelques râles sous-crépitants au sommet, et un point de côté il est vrai très intense,
le poumon gauche est envahi tout entier par une poussée de
tuberculose aiguë et le malade, arrivé aux derniers degrés de
la cachexie, meurt le 25 décembre.

Le malade était-il antérieurement tuberculeux ou bien
l'est-il seulement depuis sa dothiénenterie ? Nous ne nous

permettrons pas d'affirmer dans l'un ou l'autre sens. Mais ce que nous pouvons dire c'est que là encore la tuberculose n'est devenue appréciable que depuis la fièvre typhoïde. Les excès, le surmenage voulu du malade venaient encore aider à la prédisposition créée par les fatigues de la maladie précédente, et il n'y aurait rien de forcé si l'on disait que la tuberculose a pu s'implanter ainsi chez ce jeune homme jusque-là vigoureux et plein de santé. Cependant cette hémoptysie survenant au commencement de la convalescence nous ferait croire que plutôt la tuberculose existait déjà et que la fièvre typhoïde est venue donner un coup de fouet à l'affection et la faire évoluer plus vite. Quant à la fièvre typhoïde, le diagnostic en a été fait par un praticien distingué et il y n'y a pas lieu de croire que ce n'était qu'une phtisie déguisée.

CHAPITRE III

DÉVELOPPEMENT DE LA TUBERCULOSE CHEZ LES CONVA-
LESCENTS DE FIÈVRE TYPHOÏDE

Depuis que la microbiologie est venue éclairer la pa-
thogénie d'un si grand nombre d'affections, nous savons
que la plupart des maladies contagieuses, logiquement
nous pourrions dire que toutes les maladies contagieuses,
ont pour cause un être vivant particulier, qui, toujours
identique dans ses effets, quand il agit dans des conditions semblables, présente une forme type de laquelle il
ne semble point s'écarter. Nous savons bien que le poly-
morphisme est généralement admis en bactériologie;
mais ces formes variables du même microbe obtenues à
l'aide d'agents spéciaux ajoutés au milieu de culture, par
des conditions vitales particulières, ces formes variables
disparaissent, et le microbe reprend sa forme type quand
il retrouve ses conditions de vie ordinaire.

Indépendamment de l'agent infectieux, indépendamment de la semence morbide, il faut que le terrain soit
propice et que le germe pathogène trouve un milieu apte
à son développement. Ne trouvons-nous pas tout cela,
graine et terrain, dans une salle d'hôpital peuplée de
phtisiques, dans un appartement quelconque où habite

un tuberculeux, quand nous y introduisons un malade atteint de fièvre typhoïde ?

La fièvre typhoïde est une maladie infectieuse, contagieuse le plus souvent par l'eau ; elle est occasionnée par le microbe d'Eberth et Klebs ; c'est une maladie longue et grave par elle-même car dans 20 pour 100 des cas en moyenne elle détermine la mort. C'est une maladie débilitante au plus haut point, et cela pour des raisons nombreuses que nous allons tâcher d'indiquer. Il y a d'abord une insuffisance nutritive portée à un très haut degré, car les ulcérations intestinales exigent des ménagements sans lesquels la mort du malade est certaine. Il faut renoncer aux aliments d'une consistance solide, donner du lait et du bouillon, que, le malade le plus souvent abattu et dégoûté des aliments par la fièvre, refuse obstinément. Et, alors même que le malade ingérerait une quantité de lait suffisante, quelle est celle qui peut être réellement absorbée par la muqueuse intestinale enflammée et ulcérée ? Elle ne peut être à coup sûr que peu considérable. Ainsi donc insuffisance nutritive pour trois raisons : 1° A cause des ménagements que nécessite l'état de l'intestin.

2° A cause de la fièvre qui ôte l'envie des aliments au malade.

3° A cause du délabrement de la muqueuse intestinale qui absorbe avec bien moins d'activité qu'à l'état normal.

Le malade est encore affaibli d'une façon très considérable par la diarrhée, par la perte sanguine souvent mortelle qu'il subit, du fait des ses ulcérations intestinales.

Les selles si fréquentes, si abondantes qui accompagnent la fièvre typhoïde pendant toute sa durée viennent donc encore se joindre aux causes énumérées plus haut et contribuer pour une large part à affaiblir encore le malade.

En plus de ces causes de misère physiologique, les complications du côté des organes autres que ceux de l'appareil digestif ne sont pas rares dans la fièvre typhoïde. Si le rein fonctionne bien, si le cœur ne cède pas, si rien d'anormal ne se produit du côté du cerveau, nous assistons au groupe des complications thoraciques, depuis la simple congestion jusqu'à la gangrène du poumon.

Supposons que la bronchopneumonie si fréquente dans la fièvre typhoïde survienne avec une intensité moyenne. Mais elle restreint toujours le champ de l'hématose, l'hémoglobine ne s'oxyde plus que d'une façon incomplète et le sang ne peut plus porter dans toute l'économie qu'une insuffisante quantité d'oxygène. Les typhiques sont donc, plus peut-être que dans aucune autre maladie, placés dans des conditions de débilitation excessives. Leurs éléments anatomiques, insuffisamment nourris, manquant d'oxygène, affaiblis par des pertes incessantes et obligés de lutter contre le bacille typhique sont dans un état de faiblesse et d'abattement extrême, quand ils arrivent enfin, à grand'peine, à chasser l'ennemi de la place et qu'ils ne succombent point à la tâche.

Les microbes de la tuberculose ne peuvent guère trouver un terrain plus propice, et les sécrétions bron-

cho-pneumoniques leur seront un milieu de culture sin-
gulièrement favorable. La résistance de l'organisme est
considérablement diminuée par la maladie précédente,
et les éléments anatomiques n'offriront plus qu'une
faible résistance aux bacilles tuberculeux. Ces derniers
seront dans les meilleures conditions pour se développer
et envahir l'économie avant que le convalescent ait
recouvré ses forces.

Comment les bacilles tuberculeux vont-ils pénétrer
chez ce typhique déjà en voie de convalescence ? Ils ont
plusieurs moyens de s'introduire dans son organisme
s'ils n'y sont point déjà, car ce typhique a peut-être déjà
eu une attaque de tuberculose qu'il avait été assez fort
pour supporter et qui était enrayée. Maintenant les
bacilles, qui ne sont plus contenus par la résistance que
leur opposaient des éléments anatomiques sains et pleins
de vie vont pouvoir recommencer la lutte avec chance de
succès, et, peut-être, seront-ils cette fois les maîtres.

Les bacilles de la tuberculose peuvent être aussi contenus dans le lait, dans les aliments liquides que nous
donnons au malade.

Mais là n'est point la porte d'entrée ordinaire. La grande
cause de contamination, l'agent qui va porter à ce typhique
l'infection tuberculeuse, c'est l'air qu'il respire, c'est
l'atmosphère chargée de débris tuberculeux dans laquelle
il est maintenu. Depuis en effet que Tappeiner, que
Gibboux ont fait leurs expériences, nous savons que c'est
là le mode le plus important de contagion tuberculeuse.
Ce sont les débris de crachats suspendus dans l'air et contenant le bacille de Koch, qui vont venir semer dans les

poumons de notre convalescent les germes de l'infection.

Alors nous voyons par le tracé thermique, par la quantité des urates dans l'urine, qui nous rendent un compte si fidèle de l'intensité d'action de nos cellules, nous voyons cette température remonter et la quantité des urates augmenter.

L'économie croyait enfin pouvoir se reposer et réparer les désordres et les pertes de la maladie précédente, il lui faut maintenant combattre de nouveau, et alors, si l'ensemble organique était doué d'une puissance de résistance extraordinaire, il pourra reprendre l'avantage, sembler se rétablir de ces attaques nouvelles et donner l'apparence d'un retour à la santé. Mais défions-nous, l'ennemi est peut-être encore dans la place; il y a peut-être là, quelque part, dans un tubercule devenu en partie fibreux, dans un ganglion infiltré de matière calcaire, des bacilles de la tuberculose qui n'attendent qu'une occasion favorable et qui, dix ans, vingt ans après viendront recommencer lèur œuvre de destruction et de mort.

Si, au contraire, l'économie doit succomber à cette première attaque, nous voyons les lésions s'annoncer tout à coup. Elles progressent avec une rapidité étonnante la fonte caséeuse des sommets infiltrés de tubercules est rapide ; l'émaciation du malade, qui semblait être arrivée aux dernières limites s'accentue encore et la mort survient à bref délai. A l'examen nécroscopique nous constatons que les poumons sont creusés de cavernes énormes, infiltrés de tubercules miliaires, et l'infection de la plupart des viscères par l'élément tuberculeux.

Mais l'âge des lésions pulmonaires nous indique que là est la porte par laquelle les bacilles de Koch sont entrés, et ont pris possession de l'économie toute entière.

On nous objectera peut-être que si les choses se passaient de cette manière, il y aurait bien peu de typhiques soignés dans les hôpitaux qui devraient échapper à la tuberculose ? Nous répondrons que cela se présente dans des cas trop fréquents, comme il résulte des faits publiés dans les travaux antérieurs à cette thèse et de ceux que nous apportons. Et que, de plus, comme le dit Liebermeister, l'infection tuberculeuse pour ne s'être pas déclarée d'une façon appréciable quand le malade est sorti de l'hôpital peut fort bien n'en exister pas moins à l'état latent. Le malade est guéri de sa dothiénentéric, mais qui oserait dire que dans un an, dans deux ans, dans dix ans il ne sera pas tuberculeux du fait de sa fièvre typhoïde, et qu'en sortant de l'hôpital il n'emporte pas avec lui la tuberculose en germe.

Et puis, dirait-on d'un homme non vacciné, et n'ayant jamais eu la variole, qui serait soigné pour une dothiénentérie dans une salle remplie de varioleux qu'il ne court aucun danger ? De même ceux qui ont été assez heureux, qui ont eu la chance de sortir d'un hôpital peuplé de tuberculeux, après y avoir été soignés d'une fièvre typhoïde, sans en avoir emporté quoi que ce soit de tuberculeux, ceux-là ont couru un grand danger auquel il était au moins inutile de les exposer.

Les conditions d'infection pour la tuberculose sont à peu près les mêmes que pour la variole ; la marche plus rapide des accidents varioleux a fait depuis longtemps connaître le danger de la contagion.

Pour la tuberculose qui évolue quelquefois des années avant de donner des symptômes appréciables, il semble à cause de cette lenteur que la contagion est rare. La multiplicité des contages le plus souvent méconnus fait qu'on ne sait à quelle cause occasionnelle attribuer la tuberculose chez la plupart des malades.

L'hérédité, considérée soit comme donnant la prédisposition ou le bacille lui-même, est sans doute pour une part considérable dans la totalité des cas de tuberculose. Mais, nous croyons que la contagion individuelle y est pour une part plus considérable encore, et que surtout, ou ne tient pas assez compte des maladies débilitantes parmi lesquelles nous plaçons la fièvre typhoïde, comme causes occasionnelles de tuberculose.

CHAPITRE IV

DÉDUCTIONS PRATIQUES

Que devons-nous conclure de ces faits, etquelles déductions pratiques pourrons-nous tirer de cette étude?

Il nous semble que dans la clientèle de ville, on peut facilement éviter la contagion tuberculeuse pour le convalescent de fièvre typhoïde. On le placera dans une chambre bien aérée et dans laquelle aucun phtisique n'aura habité; de plus, on l'isolera avec soin des personnes douteuses au point de vue tuberculeux. La médication tonique est indispensable et il est nécessaire de nourrir le malade pendant toute la durée de sa maladie, à l'aide de lait et de bouillon de provenance sûre. De cette manière le malade s'affaiblira beaucoup moins; la résistance de son organisme à l'infection si elle se produisait serait plus grande, et il aura plus de chance de résister au bacille s'il était antérieurement tuberculeux.

A l'hôpital la chose est plus difficile sans doute. Mais, puisque l'on considère généralement qu'isoler les tuberculeux est trop cruel, en ce sens qu'ainsi mis à part, ils n'ont plus d'illusion sur leur sort, il nous semble indispensable d'isoler les typhiques, de les placer dans des chambres réservées à ce seul usage et de les mettre ainsi à l'abri des bacilles de Koch.

Il nous semble également que des hôpitaux spéciaux aux tuberculeux, que des Sanatoria élevés à la campagne, établissements où on ferait suivre aux phtisiques un régime concordant avec leur état, diminueraient de beaucoup les cas de tuberculose acquise s'ils n'enrayaient pas la maladie chez les tuberculeux au début.

IMPRIMERIE LEMALE ET Cⁱᵉ, HAVRE

122

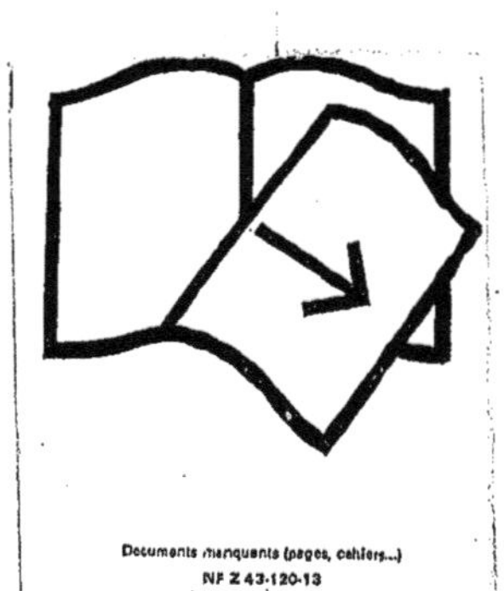

Documents manquants (pages, cahiers...)
NF Z 43-120-13